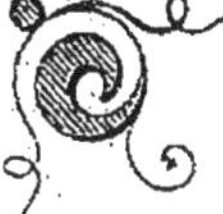

AUX ASTHMATIQUES

GUÉRISON RADICALE

DE

L'ASTHME

ET DU CATARRHE

PAR LE TRAITEMENT

DE

Mme Vve PAU

PRIX : **1** FR.

Sixième Édition

PARIS

LIBRAIRIE E. LACHAUD

4, Place du Théâtre-Français

LIBRAIRIE DU *PETIT JOURNAL*

61, Rue Lafayette

Et Chez Mme Vve PAU, 54, rue du Colysée

1873

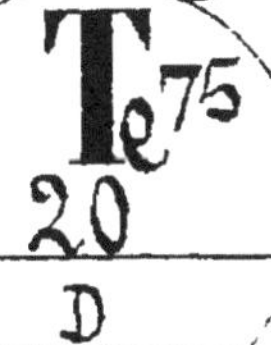

AUX ASTHMATIQUES

GUÉRISON RADICALE

DE

L'ASTHME

ET DU CATARRHE

PAR LE TRAITEMENT

DE

Mme Vve PAU

PRIX : **1** Fr.

Sixième Édition

PARIS

LIBRAIRIE E. LACHAUD

4, Place du Théâtre-Français

LIBRAIRIE DU *PETIT JOURNAL*

61, Rue Lafayette

Et Chez Mme Vve PAU, 54, rue du Colysée

1873

AVIS IMPORTANT

Mme PAU prie instamment les personnes qui lui écrivent de le faire dans les termes les plus brefs et les plus précis, le temps qu'elle peut consacrer à sa correspondance étant fort limité. Lorsque la lettre comportera une réponse, le nom et l'adresse du correspondant devront être écrits très-lisiblement.

Mme PAU

54, RUE DU COLYSÉE, 54

DE MIDI A QUATRE HEURES

DE L'ASTHME & DU CATARRHE

Je ne saurais avoir la prétention de donner une monographie de l'asthme. Ce travail, plusieurs praticiens l'ont fait avec toute l'autorité que donne la science, et MM. les docteurs Théry et Sée, entre autres, n'ont plus rien laissé à dire après eux.

Cependant, avant d'aborder le sujet qui est plus spécialement l'objet de cette brochure, il importe d'entrer dans quelques détails qui rendront mes explications ultérieures plus claires et plus précises.

L'asthme est une affection apyrétique, c'est-à-dire sans fièvre, composée de trois éléments principaux : une dyspnée intermittente spéciale, une exsudation bronchique ou catarrhe, et une lésion secondaire des vésicules pulmonaires ou emphysème.

L'asthme procède par accès, et c'est là son principal caractère. Ces accès se produisent à des distances irrégulières, et laissent dans leur intervalle une période de calme et de rémission à peu près complète, du moins au début, car les progrès de la maladie déterminent habituellement des lésions matérielles dans les appareils de la respiration et de la circulation, et par suite un état de trouble permanent dans l'exercice de ces fonctions.

Quelquefois, l'accès débute violemment, avec toute la série de ses terribles symptômes ; mais, le plus souvent, il est précédé de signes précurseurs qui ne laissent aucun doute aux malheureux malades sur l'invasion prochaine de la crise. Ces signes varient, on le pense bien, suivant le tempérament du sujet.

Voici, à quelque différence près, le tableau ordinaire des symptômes prodromiques de l'accès :

L'appétit est diminué, les digestions sont laborieuses, l'estomac est distendu par des gaz. Les éructations qui se produisent alors donnent au malade un soulagement momentané. La constipation est opiniâtre, la sécrétion urinaire est exagérée et l'urine est claire.

Du côté de la circulation, on observe l'accélération du pouls ; le rhythme du cœur est troublé.

Comme conséquence, le malade se plaint de pesanteur à la tête et de points douloureux sur diverses régions du crâne. Les extrémités sont froides, il y a de la prostration et de l'abattement.

La respiration devient difficile. Les mouvements musculaires un peu violents, la marche rapide, l'ascension d'un escalier provoquent l'essoufflement. La voix est légèrement enrouée. A l'auscultation, on perçoit dans la poitrine des râles sonores. La toux est sèche, convulsive, et ordinairement suivie d'une expectoration pénible de matières visqueuses et filantes.

Le moral du malade est profondément altéré ; il est inquiet, s'irrite facilement. Mais malgré cet état d'excitation, il reste immobile, parce que le moindre exercice le fatigue et devient pour lui la source de sensations pénibles. Le sommeil est agité, troublé, interrompu par des rêves désagréables. Enfin, au dire de M. le docteur Charles Pinel, on observerait souvent à la région latérale et antérieure du cou une sensation de douleur s'exaspérant par la pression.

Après cette période prodomique, l'accès éclate,

—le plus souvent au milieu de la nuit. — Le malade éprouve une terrible constriction de la poitrine, principalement vers la partie inférieure de la région sternale. « Désormais, dit M. Sée, pour satisfaire à cette sensation pénible, tous les efforts, tous les mouvements instinctifs ou conscients du malade tendent à augmenter le volume ou les propriétés stimulantes de l'air, et, d'une autre part, à agrandir la surface respiratoire ; » le pauvre asthmatique, en proie à l'accès, quitte, s'il est couché, la position horizontale ; il court à la fenêtre pour respirer l'air frais. La suffocation devient plus pressante, plus laborieuse ; assis sur son lit ou sur une chaise, il projette les mains en avant, saisit un appui et s'arc-boute avec force. Quelquefois, au lieu de s'immobiliser, il se promène avec agitation. Les deux temps de la respiration présentent alors des phénomènes bien tranchés : l'inspiration, qui est extrêmement difficile s'accomplit avec lenteur ; l'expiration est brusque et prolongée. La respiration est ordinairement sifflante ; elle s'accompagne d'une sibilance sèche et bruyante qu'on entend à distance pendant les deux temps de la respiration, mais d'une manière bien plus marquée pendant l'expiration ; les muscles qui servent à la respiration présentent des spasmes et de véritables accès convulsifs.

Des quintes de toux, des efforts d'expectoration qui n'aboutissent qu'à l'expulsion d'un peu de matière visqueuse, viennent aggraver les souffrances du sujet et augmenter son anxiété. La face est tuméfiée et livide, les yeux semblent sortir de leur orbite. Le malade pousse des gémissements inarticulés qui font peine à entendre. Sa parole est entrecoupée, très-pénible, et il ne répond que par signes aux questions qui lui sont adressées. Si on explore la poitrine, on perçoit par percussion une résonnance plus marquée qu'à l'état normal ; à l'auscultation, on trouve, dans toute l'étendue des voies pulmonaires, des ronchus tantôt graves, tantôt sibilants, qui sont mêlés, vers la fin de l'accès, de râles humides. On observe en même temps un refroidissement des extrémités et un peu d'accélération du pouls.

L'accès dure souvent toute la nuit et le malade n'éprouve de soulagement qu'aux premières lueurs du jour ; alors on voit souvent survenir une expectoration plus ou moins abondante de mucus épais, affectant une forme cylindrique comme le vermicelle cuit. La respiration devient plus facile. D'autres fois les malades rendent une quantité d'urine plus considérable que les boissons qu'ils ont absorbées.

Le calme s'est rétabli ; le malheureux est brisé, courbaturé ; à ce moment il trouve dans le sommeil un remède réparateur. La journée, d'ordinaire, est assez bonne, mais la nuit ramène la même cohorte d'accidents graves.

Sous la pernicieuse influence des accès, la santé générale s'altère et la vie des asthmatiques n'est plus qu'un long martyre qui leur fait désirer la mort comme une délivrance.

Tel est l'aspect que présente généralement la maladie connue sous le nom d'asthme. Bien que d'autres accidents viennent compliquer le mal, le détail n'en pourrait trouver place ici, et les personnes désireuses de s'instruire devront le lire dans les traités spéciaux et particulièrement dans les ouvrages de MM. Théry et Sée, que j'ai cités au commencement de cette notice.

Toute l'artillerie rayée de la thérapeutique

médicale et chirurgicale a été dirigée contre l'asthme sans résultat favorable. On a donné les calmants, les excitants, les vomitifs, les purgatifs. On a administré des potions, des pilules de toute composition ; on a épuisé le *Codex*. On a employé les vésicatoires, les cautères, les ventouses sèches et scarifiées. J'ai vu la poitrine de certains malades labourée de cicatrices produites par les moxas. L'empirisme sous toutes ses formes a fait usage de ses panacées et de ses orviétans, et malgré des essais nombreux et des expériences dont les malades ont trop souvent payé les frais, on cherche encore un moyen de soulager les malheureux atteints de cette terrible affection.

Les causes qui produisent l'asthme sont nombreuses et souvent opposées. On a remarqué que les variations climatériques influent singulièrement sur son apparition et son développement. Certaines professions, certaines manières de vivre le provoqnent également. Il faut noter, parmi les causes les plus influentes, l'hérédité. Le médecin attentif et consciencieux ne néglige jamais de rechercher les sources qui ont pu engendrer la maladie; ces sources une fois découvertes fournissent des indications précieuses pour un traitement rationnel.

En terminant ce court exposé, je dois mettre les malades en garde contre les erreurs de diagnostic qui se produisent quelquefois à propos de l'asthme. Plusieurs affections chroniques du poumon et du cœur, la phthisie pulmonaire, la pneumonie chronique, la péricardite et l'endocardite, les affections du foie sont souvent accompagnées de dyspnée, de toux, d'accès de suffocation; enfin, des symptômes qu'on rencontre dans l'asthme. L'examen approfondi du malade mettra toujours le praticien sur la voie de la vérité. Mon traitement s'appliquant avec efficacité à l'asthme accompagné de catarrhe et d'emphysème, je parviens toujours à débarrasser le malade de sa toux et de son expectoration, mais il reste le plus souvent un peu de suffocation entretenue par l'affection du foie, du poumon ou du cœur.

QUELQUES EXPLICATIONS

Les lecteurs de cet ouvrage pourront se demander comment il se fait qu'une femme ait la prétention de soigner et de guérir les asthmatiques ; ils voudront savoir par quelle série de faits et d'études je suis arrivée à préconiser un nouveau traitement de cette terrible maladie. En Amérique, la chose paraîtrait toute naturelle ; les réglements m'auraient permis, après épreuves, de prendre un diplôme de docteur, et d'exercer *impune* sur tout le territoire de l'Union ; en France, je dois des explications qui satisferont, je l'espère, la légitime curiosité de ceux qui me font l'honneur de me lire.

J'exerce, depuis longues années, la profession de sage-femme. J'avais été à même de constater les bons effets de certains modes de traitement dans plusieurs maladies, et l'idée m'était venue d'appliquer les mêmes moyens sur deux personnes de ma famille atteintes d'asthme. J'avais eu le bonheur d'obtenir deux guérisons radicales.

J'avais perdu la mémoire de ces premiers succès lorsqu'en 1858, M. le docteur E. G. me confia une malade pour lui donner les soins de ma spécialité. Quand cette dame fut délivrée de son mal, elle me témoigna sa vive gratitude, et me dit, un peu en riant, que je devrais bien la débarrasser d'un asthme qui, depuis bien des années, lui rendait la vie misérable. Mes rapports avec cette dame, d'un esprit très-distingué, étaient si agréables pour moi que je n'hésitai pas à tenter sur elle la méthode qui m'avait réussi à deux reprises différentes. Je me suis mis immédiatement à l'œuvre, et dès le lendemain la malade m'annonça, avec de grandes démonstrations de joie, qu'elle n'avait pas ressenti les atteintes de l'asthme qui venait la tourmenter chaque nuit, de une à neuf heures du matin ; elle avait dormi d'un bon sommeil et sa respiration était plus libre. Le traitement fut continué et les accès ne reparurent pas ; la respiration devint chaque jour plus libre. Le catarrhe diminua d'intensité, et, après quinze jours de soins, Mme J. reprenait, à son grand contentement, sa vie de femme du monde : elle allait au théâtre, en soirée, sortait par le mauvais temps sans en éprouver le plus léger malaise. Deux ans se passèrent. Soudain, sans cause bien appréciable, les accidents asthmatiques reparurent, mais ils n'avaient plus le même caractère de violence et d'acuité. Mon ancienne malade, en cette circonstance, n'eut garde de m'oublier, et elle vint de nouveau se confier à mes soins. Le traitement eut le même succès que la première fois.

Je m'endormis sous ces lauriers, heureuse d'avoir rendu service à une personne que j'aimais, et ne pensant point à tirer parti de la découverte que j'avais faite, lorsque six mois plus tard, Mme J., dont la guérison se maintenait parfaite, m'envoya un de ses amis, qui occupait et occupe encore à Paris une grande position. Ce nouveau malade me dit que depuis six semaines il éprouvait, toutes les deux nuits, des accès d'asthme effrayants ; l'accès commençait à minuit et ne finissait qu'à quatre heures du matin ; ses souffrances étaient intolérables ; il ne pouvait se tenir debout ni couché ; les constrictions de la gorge et de la poitrine étaient tellement violentes qu'il pensait étouffer. « Mme J., ajouta-t-il, m'a affirmé que si vous me soigniez aujourd'hui, l'accès que j'attends cette nuit ne viendrait pas. » Je lui répondis que j'essaierais de le soulager, mais que je n'avais pas encore acquis assez d'expérience pour promettre un résultat aussi prompt. — « Mes occupations, me dit-il, ne me laissant pas une minute à perdre, je me livre à vous pendant huit jours ; ce temps écoulé, guéri ou non guéri, je vous tire ma révérence. »

Il me suffit de six jours pour guérir mon malade, et même, après la première application de

mon traitement, la crise attendue ne vint pas.
Je ne revis plus M..... Il est des personnes, si
haut placées qu'elles soient, qui entendent singulièrement la reconnaissance. Mais, plus de
quatre ans après, Mme J. m'affirma que l'asthme
n'avait pas reparu.

Ce nouveau succès décida de ma vocation. Je
cherchais partout des asthmatiques, j'en deman-
dais à toutes les personnes de ma connaissance.
Sur mes instantes sollicitations, une demoiselle de
charité m'envoya plusieurs malades. La prompte
guérison que j'obtins chez l'un d'eux m'affermit
dans la confiance que j'avais acquise depuis que
je soignais des asthmatiques, et je ne doutai plus
de l'efficacité de la méthode de traitement que
j'avais mise en usage. Le malade dont je parle
n'avait plus de sommeil; il passait toutes ses
nuits appuyé sur un banc de la promenade voi-
sine de sa maison. C'était un mendiant habitué à
vivre de la charité publique ; il souffrait horriblement, mais, malgré ses douleurs, une crainte le
retenait et le faisait hésiter à se confier à mes

soins. « Si vous me guérissez, disait-il, on ne me soutiendra plus, et je suis incapable de gagner ma vie. » Je le rassurai de mon mieux, lui promettant d'intervenir en sa faveur auprès des dames charitables de son quartier.

J'examinai avec soin le sujet, je remarquai qu'il avait à la poitrine un herpès-zona, et je vis sur la même région des cicatrices larges et profondes provenant de l'application de moxas. Il m'a dit avoir éprouvé à la suite de ce traitement tant soit peu barbare un soulagement de quelques semaines, puis le mal avait repris sa marche et son acuité habituelles.

Huit jours me suffirent pour le débarrasser de son asthme. Il pouvait se coucher horizontalement dans son lit et dormir toute la nuit ; il se plaisait à gravir la butte Montmartre — on voit que la charité lui faisait des loisirs — pour s'assurer qu'il était bien guéri et que la dyspnée ne reviendrait pas.

Avant d'appliquer mon traitement, j'avais présenté le malade à mon ancien maître, M. le baron

Paul Dubois, professeur à l'Ecole de médecine. M. Paul Dubois avait bien voulu m'autoriser à le lui représenter après guérison. Rendez-vous fut pris ; j'avais fait habiller mon sujet tout à neuf, pour mettre sa toilette en harmonie avec sa santé. Je fus bien punie de ma coquetterie, car nous attendîmes en vain le personnage, qui avait sans doute mieux à faire en ville ; seulement, je fis à part moi cette réflexion philosophique sur mes deux malheureuses expériences, qu'il ne fallait pas plus compter sur la reconnaissance des grands que sur celle des petits.

Les faits que je viens de signaler avaient eu quelque retentissement. La demoiselle de charité qui m'avait adressé le dernier malade dont j'ai parlé m'envoya sa cousine, Mlle M., atteinte d'asthme. Je la soulageai, mais je ne pus entièrement la guérir, car le mal était entretenu par une affection organique du cœur. Les malades affluaient chez moi. J'appliquai mon traitement un grand nombre de fois ; je réussissais le plus souvent, j'échouais quelquefois, je soulageais toujours.

La série de mes études sur l'asthme m'entraîna à l'étude de toutes les affections des organes contenus dans la cage thoracique, les poumons, le cœur. J'arrivai à distinguer avec précision l'asthme essentiel de l'asthme symptômatique, et, après un examen approfondi du malade, je pouvais lui dire : « Mon traitement réussira complétement, ou bien il ne fera qu'améliorer votre position, » suivant le diagnostic établi.

Je quittai Paris pour aller dans ma famille, à Tours. Là, grâce aux dispositions bienveillantes du premier magistrat du département d'Indre-et-Loire, M. Poldevin, je fus à même de soigner un grand nombre d'asthmatiques de la ville et de la campagne, et toujours les résultats obtenus furent très-satisfaisants ; je n'ose pas dire qu'ils étaient merveilleux, car on pourrait croire que l'enthousiasme m'entraîne au-delà des limites de la vérité.

Le *Journal de Tours*, la *France centrale*, de Blois, et plusieurs journaux de province parlèrent avec éloge des guérisons que j'avais obtenues. Qu'il me soit permis aujourd'hui de remercier publiquement les honorables personnes qui m'ont prêté un concours aussi bienveillant que désintéressé; qu'elles veuillent bien accepter l'expression de mon entière gratitude et de mon profond dévouement.

Obligée de revenir à Paris, je continuai à recevoir et à traiter des malades, toujours avec le même succès.

Tourmentée du désir de vulgariser ma méthode de traitement, je fis de nombreuses démarches pour obtenir l'autorisation de donner mes soins aux malades d'un hospice de vieillards. Le médecin en chef voulut bien me faire des promesses qui sont restées, hélas ! à l'état de promesses. Loin de m'abandonner au découragement, je continuai mes démarches et m'adressai à M. Trousseau, professeur de clinique à l'Hôtel-Dieu, pour qu'il voulût bien m'autoriser à faire des expériences ; mais, malgré mes instances, mes offres furent indéfiniment ajournées.

En présence de ces faits, quelle devait être ma ligne de conduite ? M'adresser au public; lui dire:

« Je suis arrivée, par une série d'observations, à appliquer une méthode de traitement rationnelle pour les asthmatiques. J'ai opéré sur un grand nombre de malades, et mes efforts ont toujours été couronnés de succès. Que celui qui est assuré, dans cette cruelle et terrible maladie, d'obtenir le même résultat, me jette la première pierre. »

A l'appui de mes assertions, j'ai consigné ci-après quelques-unes de mes observations ; elles ont toutes été recueillies au moment où les malades se présentaient à mes soins. Ces malades, je ne les ai pas perdus de vue, et j'ai pu m'assurer que la guérison que j'avais obtenue était durable. J'ambitionnais la sérieuse critique de la science, et je suis obligée, aujourd'hui, de m'adresser au public qui, dit-on, a plus d'esprit et de jugement que les savants eux-mêmes. C'est consolant.

J'ai appris d'un homme très-honorablement connu dans la science, que M. le docteur Gendrin, que M. le docteur Ricord avaient lu la première édition de ma brochure, et qu'ils avaient daigné formuler sur mon petit travail un jugement aussi bienveillant que flatteur. Cela m'a fait regretter un peu de ne pas avoir donné aux observations que j'ai consignées une forme plus scientifique. D'un autre côté, m'adressant au public qui est généralement peu familier avec les termes techniques, il m'a bien fallu écrire de façon à être comprise. La science, d'ailleurs, n'a rien à y perdre, car j'ai apporté dans la rédaction de mon travail une entière bonne foi, et je n'y ai consigné aucun fait qui n'ait été rigoureusement observé.

TRAITEMENT

En abordant ce sujet, je me trouve prise d'un grand embarras. Il me serait très-pénible de passer pour une empirique débitant des remèdes secrets et comptant plus, pour guérir les malades, sur l'efficacité de leur foi que sur les bienfaits de la méthode de traitement que j'ai la première employée, et qui m'a valu les témoignages les plus honorables.

Mais l'expérience m'a appris qu'il faut apporter dans l'application des moyens qui me sont propres une grande patience, une grande connaissance de la forme de la maladie et une pratique éprouvée par de nombreuses expériences. Tel moyen mis en usage dans une affection par un praticien exercé peut réussir et le même moyen échouer

employé par un médecin moins expérimenté.
Ces résultats différents ne prouvent rien contre
le remède; ils accusent les aptitudes différentes
des deux savants qui l'ont mis en œuvre.

Je suis, moi, persuadée de l'excellence des procédés que je mets en usage; voulant être en garde
contre l'illusion, j'ai attendu, pour en appeler à
la publicité, que mon traitement ait subi l'épreuve
d'une longue expérience, et c'est la première fois
que je viens dire aux asthmatiques, après quinze
ans de succès : J'ai trouvé un traitement rationnel de l'asthme.

Si j'hésite encore à donner la formule de mon
traitement, c'est que je crains qu'il n'échoue entre
des mains inhabiles ou inexpérimentées; c'est
que j'ai peur de le voir discréditer à tout jamais.
Ma réserve, pour les raisons que je viens de dire,
m'est bien plus imposée par l'intérêt des malades que par mon propre intérêt, dont je fais en
général bon marché.

D'ailleurs, mon traitement n'est pas, à parler
vrai, une formule; il varie avec les causes qui

ont produit le mal, avec la nature des accidents qui l'accompagnent, avec la constitution du sujet, avec les affections qui viennent compliquer l'asthme Et il m'est impossible de donner un conseil sans avoir au préalable soigneusement examiné le malade.

Comme l'asthme présente des caractères qui diffèrent avec les sujets, ce n'est que par une exploration soigneuse des organes contenus dans la poitrine, à l'aide des moyens mis en pratique par les médecins, que j'arrive à m'éclairer et que je puis donner un avis et appliquer mes procédés en toute connaissance de cause. D'ailleurs, écrivant pour le public, à quoi me servirait-il de dire qu'il faut, en général, agir vigoureusement sur les nerfs pneumogastriques dont les rameaux ténus enlacent les organes plus particulièrement atteints dans la maladie qui nous occupe ; qu'on doit s'assurer par l'auscultation et la percussion plessimétrique de l'absence de lésions organiques dans les valvules du cœur, de tubercules dans les poumons. Ce n'est, on le comprend bien, que par de longues et patientes études que je suis arrivée à ne plus me tromper et à appliquer à chaque cas le traitement qui lui convient.

J'ai consigné à la fin de ce travail un certain nombre d'observations, afin que mes lecteurs puissent se rendre compte de la marche ordinaire de l'asthme sous l'influence du traitement que j'emploie. J'ai eu aussi un autre but; car ne pouvant donner, comme je le disais plus haut, une formule applicable à tous les cas, et ne pouvant non plus en donner une pour chacun des cas qui se présentent, j'ai voulu, afin de dissiper tous les doutes et de rassurer tous les esprits, que les malades, avant de venir me consulter, puissent prendre des renseignements auprès des personnes que j'ai guéries. Est-il possible d'agir avec plus de loyauté? Je regrette seulement de ne pas avoir été autorisée par tous les malades à donner leur nom et leur adresse.

Il est des personnes, et je respecte ce scrupule, qui n'aiment pas à mettre le public dans la confidence de leurs maux et de leurs misères.

Je dois ajouter que plusieurs malades, qui m'avaient autorisée à mettre leur nom et leur adresse dans les observations que j'ai publiées de leurs maladies dans les premières éditions de cet ouvrage, sont venues me prier de les supprimer dans celle-ci, parce qu'elles avaient été obsédées par les nombreuses demandes de renseignements qui leur avaient été adressées, soit par lettre, soit par visite. Que les personnes qui, pour m'être agréables, consentent à surmonter ces dérangements, veulent bien recevoir l'expression de ma gratitude.

Je tiens, jusqu'à nouvel ordre, à appliquer moi-même le traitement que j'emploie contre l'asthme depuis nombre d'années. Je dois ajouter que j'opère au grand jour, que mes prescriptions sont faciles à suivre et que les procédés mis en usage par moi ne provoquent aucune douleur. J'ajoute encore qu'il est rare que je n'obtienne pas, dès les premiers jours, une amélioration sensible.

Dans la majorité des cas, les symptômes asthmatiques, dyspnée, toux, expectoration, emphysème, disparaissent sous l'influence de mes soins après dix séances en moyenne. Il ne faudrait pourtant pas désespérer, si la guérison n'était pas complète dans l'espace de temps que je viens d'indiquer. L'expérience m'a appris que dans certains cas, les plus rares, les accidents cèdent lentement. Une observation remarquable à plus d'un titre est venue donner à ces faits une nouvelle confirmation.

M. Bernardeau, après dix jours de traitement, n'était pas entièrement guéri. J'attribuai à son grand âge la résistance insolite de la maladie, et comme je lui faisais part de la crainte que j'avais de ne pas obtenir un succès complet, il tint bon et voulut continuer. Eh bien ! au vingtième jour il n'éprouvait plus aucune gêne et se déclarait entièrement débarrassé de son asthme.

RECUEIL D'OBSERVATIONS

Je pourrais remplir plusieurs volumes de toutes les observations que j'ai rédigées ; mais ce recueil, étendu outre mesure, fatiguerait le lecteur sans l'instruire davantage. J'ai choisi dans les nombreux documents que je possède les faits les plus variés et les plus intéressants , afin que chacun puisse dire : « Voici ce que j'éprouve ; ce sont bien là mes souffrances. Je puis donc m'en délivrer en quelques jours. »

OBSERVATION PREMIÈRE. — D'après le désir exprimé par M. le Préfet de Tours, M. le docteur D... confia à mes soins la sœur O..., de Tours (Indre-et-Loire).

La malade est âgée de vingt-quatre ans. — Il

faut noter cette importante particularité que l'asthme est héréditaire dans sa famille. — Les premières atteintes du mal datent de dix ans ; elles paraissent avoir été déterminées par un bain de rivière pris dans de mauvaises conditions, à la suite d'une longue course qui l'avait mise en transpiration.

La malade se présente à mon examen le 24 octobre 1860, et je constate les symptômes suivants : constriction de la poitrine, dyspnée permanente, prostration des forces, toux douloureuse, expectoration filante, ballonnement du ventre, marche pénible. La bonne sœur ne pouvait se livrer à aucun travail ; elle me dit qu'à des époques indéterminées elle était obligée de garder le lit, en proie à de fortes crises de suffocation, qui, à son grand effroi, devenaient de plus en plus fréquentes.

Après quinze jours de traitement, la malade n'éprouve plus d'étouffements, elle peut partager les travaux de ses compagnes, marcher, monter les escaliers sans en éprouver de malaise. Au vingtième jour, heureuse d'avoir été si vite rendue à la santé, elle voulut éprouver ses forces et se livra à un travail pénible. Elle faillit payer cher son imprudence : deux jours après, l'oppression reparaît, le matin et le soir, la tête est chaude et douloureuse, les mains sont froides ; elle redoute un nouvel accès, qui heureusement ne vient pas. Les accidents se dissipent petit à petit, et la malade reprend son train de vie habituel.

Le 20 novembre : toux violente, un peu de fièvre, difficulté de la respiration, mais point d'accès. La guérison fut complète et radicale et dura dix-sept mois.

Après ce laps de temps, la sœur O.., au milieu de la santé la plus florissante, fut soudain prise d'accès de dyspnée. J'appliquai de nouveau le traitement pendant quatre jours, et tous les symptômes d'asthme disparurent comme par enchantement.

Depuis cette époque, sœur O... jouit d'une parfaite santé, ses fonctions sont régulières, son appétit excellent ; elle prend de l'embonpoint, et il ne lui reste plus de ses terribles accidents qu'un douloureux souvenir.

2.

Observation II. — Sur l'invitation des sœurs du bureau de bienfaisance de Tours, je visitai Mme Demay, 25, rue du Calvaire, à Saint-Symphorien. La malade est âgée de soixante-un ans; sa respiration est en tout temps pénible et très-bruyante; ses accès de suffocation ne lui laissent que des intervalles de temps fort courts. Elle passe la nuit au seuil de sa porte, effrayant par ses cris désespérés les passants et les voisins. Elle a eu des toux violentes, mais depuis deux ans elle ne tousse plus : à la percussion, sa poitrine rend un son tympanique; sa maigreur est squelettique, son abattement extrême. Comme le malheureux de la fable, elle appelle la mort à son secours.

Je commençai le 16 novembre l'application de mon traitement. Le 18, la malade a pu se coucher dans son lit et dormir paisiblement de neuf heures à midi; puis, après un moment d'interruption, jusqu'à sept heures du matin. Elle est dans toute la joie de son âme : « J'ai dormi, s'écria-t-elle; que c'est bon de dormir ! » Dans la journée, elle a pu se livrer aux soins de son ménage sans trop de fatigue. Le 20, amélioration progressive ; les nuits continuent à être bonnes et les accès de suffocation n'ont pas reparu. Le 25, Mme Demay est venue chez moi ; elle a fait deux kilomètres à pied sans éprouver de fatigue ni de malaise.

La respiration est libre et la santé générale se fortifie. Le 1er décembre, malgré le froid, elle est venue en ville pour remercier les bonnes saintes filles de la charité, qui m'avaient envoyée la secourir.

J'ai revu Mme Demay cinq mois plus tard, elle jouissait d'une parfaite santé.

———

OBSERVATION III. — Jean Moreau, âgé de quarante-huit ans, ancien meunier, demeurant à Tours, quai Saint-Symphorien, a eu les premiers accès d'asthme en 1846. Les crises se déclaraient avec une intermittence remarquable par sa régularité, — tous les huit jours, à minuit, — et se prolongeaient souvent deux ou trois jours, avec un caractère d'intensité variable. Dans le paroxysme du mal, sa poitrine exhalait d'horribles râlements. Les douleurs qu'il éprouvait étaient si aiguës qu'il se serait fait sauter la cervelle, si la vigilante sollicitude de sa femme n'eût fait avorter à plusieurs reprises ce fatal dessein.

Moreau avait, sans résultat appréciable, suivi plusieurs traitements, et il ne conservait pas l'espoir de guérir, lorsque le hasard le mit en rapport avec moi.

Dès la première application de mon traitement, le malade a éprouvé une amélioration sensible, et la crise périodique qu'il attendait n'est pas venue. J'ai continué mon traitement pendant dix jours encore, après lesquels tous les symptômes de l'asthme se sont dissipés complétement.

J'ai revu M. Moreau avant mon départ de Tours, et j'ai trouvé un malade guéri et reconnaissant.

OBSERVATION IV. — M. Apparuit, maître armurier au 1ᵉʳ régiment de ligne, âgé de quarante-cinq ans, est venu me consulter à Tours le 1ᵉʳ décembre 1861 ; il venait de Limoges et n'avait que quelques jours de congé. Je voulus bien consentir, malgré le peu de temps qu'il pouvait me consacrer, à faire sur lui l'application de mon traitement.

M. Apparuit comptait plusieurs atshmatiques dans sa famille. Le mal avait fait explosion après une dyssenterie suivie de bronchite intense. Les premiers accidents dataient de quinze ans, et ils étaient caractérisés par une violente suffocation et une expectoration très-abondante. Les accès avaient lieu la nuit ; pendant les huit jours qu'ils duraient, le malade ne pouvait se tenir couché.

A l'expiration de son congé, M. Apparuit put retourner à Limoges parfaitement guéri. Il m'a écrit un an après et m'a donné sur sa santé les plus satisfaisantes nouvelles.

En 1869, j'ai soigné avec grand succès une dame des Batignolles, qui me fut envoyée par un ami de M. Apparuit. J'appris alors que la santé de ce dernier était parfaite.

OBSERVATION V. — Le 24 octobre 1860, la sœur S..., âgée de cinquante-trois ans, vint à l'hôpital de Tours se confier à mes soins.

Cette bonne sœur, d'une constitution nervoso-sanguine, était atteinte, depuis dix-huit ans, d'une maladie de cœur accompagnée d'un asthme suffocant que la marche, surtout la marche ascendante, le travail manuel et la station horizontale exaspéraient d'une façon extrême ; la suffocation et la toux la forcent à se tenir presque toute la nuit assise sur son lit ; souvent elle est obligée de se lever et d'ouvrir toutes les fenêtres, comme si l'air frais pouvait la calmer ; le sommeil, rare, est agité de rêves pénibles et d'affreux cauchemars. Les efforts de toux ont provoqué chez elle une courbature et une faiblesse générale, révélées par d'abondantes transpirations. Après les repas, troubles intestinaux traduits par le ballonnement du ventre et par des flatuosités.

Après un seul jour de traitement, la malade put dormir toute la nuit et sur le côté gauche, ce qui ne lui était pas arrivé depuis le commencement de sa maladie. Au troisième jour, l'amélioration s'affirme, la dyspnée a complétement disparu, et la bonne sœur est venue de son couvent à l'hôpital sans fatigue appréciable.

La quatrième jour, plus de difficulté pour respirer, excellent sommeil, de neuf heures du soir à six heures du matin. Du cinquième au dixième jour, à la suite d'imprudences impardonnables pour une femme de cet âge et de cette raison, la dyspnée, la suffocation, l'insomnie, les douleurs précordiales, la courbature, la transpiration se manifestèrent à plusieurs reprises, mais avec beaucoup moins d'intensité qu'avant le traitement. Sur ma recommandation expresse, sœur S... ménagea ses forces, suivit ponctuellement le régime que je lui avais prescrit de suivre, et se vit ainsi, au bout de quelques jours, débarrassée de tous ses accidents.

Quand je quittai Tours, en janvier 1861, le succès que j'avais obtenu ne s'était pas démenti un seul instant.

OBSERVATION VI. — M. le docteur D... voulut

bien me confier dans son service, à l'hospice général de Tours, un malade âgé de quarante-six
ans, dont les accès nocturnes étaient si bruyants
que tous les autres malades se plaignirent de ne
pouvoir reposer un seul instant. Ce pauvre malheureux avait eu en effet un asthme emphysémateux qui se traduisait par une toux incessante ;
il ne pouvait rester couché, et, le plus souvent,
se tenait debout, auprès de son lit. Je fus assez
heureuse pour voir graduellement disparaître
tous les symptômes de l'asthme après six jours
de traitement. N'ayant plus entendu parler de ce
malade, il ne me semble pas téméraire d'en con-
clure que sa guérison s'est maintenue.

—

OBSERVATION VII. — Janvier, cordonnier, demeurant rue Saint-Martin, 6, à Tours, âgé de
quarante et un ans. Les premiers symptômes
de l'asthme se sont manifestés chez lui dès l'âge
de onze ans, mais les accès ne se sont régularisés
que longtemps après. Quand il est venu me consulter, le 14 août 1861, ses accès avaient lieu la

nuit et duraient deux ou trois jours, la toux et les crachats étaient rares, la respiration était difficile et la dyspnée était très-intense. Après l'application de mon traitement, les symptômes asthmatiques avaient complétement disparu ; sa respiration était encore un peu difficile, mais ce dernier phénomène ne résista pas à deux applications de mon traitement. Janvier a pu reprendre ses travaux, joyeux et content d'être débarrassé de toutes ses souffrances.

—

OBSERVATION VIII. — Le 13 décembre 1861, M. Maillet, âgé de vingt-quatre ans, se confia à mes soins ; il avait beaucoup maigri depuis quelque temps, il était toujours en transpiration et sa faiblesse était extrême ; ses crises étaient longues et fréquentes ; son médecin l'avait envoyé aux eaux de Cauterets, et il s'était trouvé soulagé du traitement thermal ; mais, de retour chez lui, les accidents avaient reparu avec la même intensité.

L'effet de ma médication a été immédiat; après neuf jours de traitement, il est parti entièrement guéri.

OBSERVATION IX. — M. Felz, âgé de quarante-trois ans, habitant le département du Nord, avait joui d'une excellente santé jusqu'à l'âge de seize ans ; à cette époque, il fut atteint d'une fluxion de poitrine causée par un refroidissement. A vingt-et-un ans, nouvelle fluxion de poitrine, produite par la même cause. Quelque temps après, il éprouva des accès de suffocation se reproduisant à des intervalles de un ou plusieurs mois. Le mal faisant des progrès, la dyspnée devint permanente.

J'ai, dans le premier examen du malade, constaté à la région épigastrique, au-dessous du cartilage xyphoïde, un battement isochrone avec celui des artères radiales. Cependant une recherche plus approfondie n'a pu me faire découvrir une affection concomitante du cœur. Absence de douleur du côté gauche, point de palpitations, point d'œdème aux membres. Le ventre est tendu, l'estomac douloureux. Les digestions sont pénibles.

Après quatre jours de traitement, l'amélioration est manifeste : les nuits sont bonnes, la dyspnée est supportable, les forces reviennent.

Neuf jours après, tous les accidents avaient disparu. M. Felz, avant de retourner dans son pays, fait un voyage au Havre ; il vient me voir à son retour et ne sait comment m'exprimer sa joie pour les bons soins que je lui ai donnés.

———

OBSERVATION X. — M. Rabineau, employé à l'usine métallurgique de Bourges, est âgé de trente-six ans ; les premières atteintes du mal datent de cinq ans. On avait établi dans son bureau un calorifère qui y entretenait une chaleur très-élevée, et il contracta à partir de ce moment bronchite sur bronchite ; puis il fut pris d'une toux opiniâtre, suivie de dyspnée dont les accès revinrent à des intervalles de plus en plus rapprochés. Les crises durent généralement de sept à huit jours, pendant lesquels le malade ne peut goûter aucun sommeil. Le malade a remarqué que les accès étaient plus fréquents et plus douloureux d'avril en septembre, et que les temps humides les provoquaient fatalement.

A la première application du traitement, M. Rabineau passe une bonne nuit. Quinze jours après, il retournait à Bourges entièrement guéri.

Je puis affirmer que la santé de ce malade s'est maintenue, car à la date du 5 mars 1870, M. P.., demeurant à Dun-le-Roi, m'écrivait : « Je ne vous » cacherai pas que j'ai écrit à M. Rabineau, qui m'a » confirmé votre assertion. Il vous est on ne peut » plus reconnaissant ; il dit que vous l'avez guéri » en une quinzaine et que depuis cette époque, » qui remonte à sept ans, il n'éprouve plus rien. »

M. P..., qui est venu, lui aussi, se confier à mes soins, a bien voulu me communiquer la lettre de M. Rabineau ; je la transcris ici pour l'édification des malades :

MONSIEUR,

« Absent depuis deux jours, je n'ai pu prendre connaissance de votre lettre du 24 que ce matin, et je m'empresse d'y répondre.

» D'après les détails que vous me faites du malaise que vous éprouvez, je crois bien que ma maladie était la même que la vôtre ; c'était chez moi des bronchites

continuelles qui ont été amenées par deux fluxions
de poitrine successives et des saignées trop répétées
qui ont déterminé un fort commencement d'asthme;
qui me donnait des étouffements insoutenables et qui
m'anéantissait complètement. Pendant quatre ans
j'ai essayé, sans aucun succès, tous les remèdes ima-
ginables, et j'en étais arrivé à un point de malaise tel
que pendant des crises qui duraient des mois entiers,
je ne pouvais plus souffrir personne autour de moi,
pas même ma famille ; et c'est arrivé à ce point de
maladie que j'ai fait le voyage de Tours, où Mme Pau
habitait alors, et après quinze jours de traitement
passés chez elle, j'ai été guéri comme par enchantement, et depuis sept ans que cela a eu lieu, j'ai mené
une vie très-active, dont j'étais incapable avant, et
jamais je n'ai éprouvé la moindre rechute ni le plus
petit malaise, et j'attribue ma guérison à Mme Pau
seule.

» Voilà, Monsieur, les renseignements que je puis
vous fournir, en désirant beaucoup qu'ils puissent ai-
der à votre guérison.

» Agréez, etc.

» Signé : Rabineau,
» Rue de Paris, 12, à Cosne (Nièvre). »

—

OBSERVATION XI. — Mme Mariau, trente-trois ans,
est atteinte d'un asthme. Chez elle, les accidents
héréditaires sont évidents, et, dès son enfance, on

l'avait surnommée la *poussive*. Depuis trois ans, ses souffrances ont augmenté, et depuis son accouchement tout travail est devenu impossible. Les nuits sont affreuses; elle tousse sans cesse. Les étouffements qu'elle éprouve sont calmés par une abondante expectoration qui se fait, à son gré, trop longtemps attendre. Mon traitement a amené chez cette malade une amélioration instantanée, et, après le douzième jour, la toux et la dyspnée avaient disparu.

OBSERVATION XII. — M. le docteur Berger m'adressa, le 10 janvier 1862, le nommé Baptiste Chatelar, ouvrier tanneur à Châteaurenault (Indre-et-Loire). Ce malade est âgé de soixante-trois ans ; ses accès datent de deux années. La respiration est pénible et bruyante, la toux d'une violence extrême et l'expectoration très-abondante. Les crises étaient continues et il ne se passait pas une seule nuit sans qu'il éprouvât des accès de suffocation. Chatelar fut guéri en huit jours, et M. le docteur Berger m'a écrit pour m'annoncer que mon ancien malade jouissait d'une parfaite santé.

—

OBSERVATION XIII. — Le 28 novembre 1860, M. Martinet, âgé de soixante-trois ans, ancien employé à l'Hôtel de Ville de Paris, est venu se confier à mes soins.

Ce malade, d'une forte constitution, d'un tempérament obèse, est asthmatique depuis trente ans. M. le docteur Borel a consigné son observation dans sa thèse inaugurale. Point de suffocation pendant l'immobilité complète, mais le moindre mouvement provoque la dyspnée. La respiration, pendant la marche, devient difficile, douloureuse et tellement bruyante qu'on croirait entendre un boulanger pétrissant du pain. Pendant la moitié de l'année, surtout à l'époque des mauvais temps, le malade passe des nuits affreuses ; peu ou point de sommeil. Vers deux ou trois heures du matin, l'oppression est si forte qu'il est obligé de se lever et de se cramponner à un meuble pour pouvoir respirer. M. Martinet ne peut ni s'habiller, ni se déshabiller lui-même.

Après la première application du traitement, le malade dit pouvoir respirer avec moins de peine ; il a pu scier un morceau de bois sans éprouver de suffocation ; sa physionomie a repris un peu de calme et de sérénité.

La nuit du 30 au 31 a été excellente. M. Martinet a pu dormir paisiblement.

Le 1er décembre, le malade peut s'habiller seul ; il est tout fier de ses progrès et est très-disposé à abuser un peu de ses forces nouvelles.

Le 2, violents maux de tête localisés à la partie occipitale, courbature

Le 5, amélioration croissante. « Je me trouve bien heureux, me dit le pauvre malade, je puis monter dans ma chambre, me déshabiller sans le secours de personne, et je dors comme un bienheureux, parfaitement allongé dans mon lit. »

Le 8, les accidents asthmatiques ont disparu, M. Martinet dit que sa santé a gagné soixante pour cent. Trouvant que sa voix a subi d'heureuses modifications, il essaie de chanter et se trouve tout content de pouvoir le faire. Il reste pendant le jour un peu de dyspnée, que mon traitement ne parvient pas à dissiper entièrement.

Pour moi, il n'est pas douteux que la persistance de ce symptôme ne soit due à l'état d'obésité du sujet. Chez plusieurs malades de ce tempérament, j'ai eu le même résultat.

—

OBSERVATION XIV. — Les deux malades dont je vais parler m'ont été adressés par les bonnes sœurs de l'hôpital Necker, à Paris.

Les bonnes sœurs m'ont encore envoyé tout récemment un jeune ouvrier peintre sortant de l'hôpital. J'ai pu le débarrasser complètement de son asthme et de son catarrhe.

Mme P... est âgée de quarante-cinq ans, tempérament sec et nerveux, petite stature, poitrine étroite; son père n'était pas asthmatique, mais il avait l'haleine courte.

Après son avant-dernier accouchement, il y a dix-huit ans de cela, Mme P... fut atteinte d'une bronchite violente suivie d'étouffements qui allèrent toujours en augmentant. La dyspnée est constante et la malade en souffre beaucoup. Ne pouvant rester dans son lit, elle passe toutes ses nuits dans un fauteuil. La toux est intense est très-fréquente; elle crache beaucoup et les crachats sont glaireux et filants. Les accidents augmentent à l'époque des règles; l'écoulement des menstrues calme la dyspnée. La poitrine présente à la percussion une sonorité plus grande qu'à l'état normal, ce qui indique que les poumons sont emphysémateux. Elle éprouve depuis longtemps, dans le côté gauche de la poitrine, un malaise inexprimable, que la dyspnée rend plus sensible. Pendant ses suffocations, l'éternuement apporte un instant de soulagement, mais il faut que ce phénomène se manifeste spontanément, sans avoir été provoqué par l'excitation de la muqueuse nasale. Il y a quatre ans, Mme P... fut atteinte d'une fluxion de poitrine qui n'eut pas d'influence sur la marche de l'affection asthmatique.

Je commençai le traitement le 9 octobre 1868. Le 10, la malade a pu rester, la nuit, trois heures dans son lit ; elle a moins toussé et moins craché. Le 11, l'amélioration n'a pas persisté. Le 12, elle a dormi dans son lit dans la position horizontale, jusqu'à trois heures du matin. En se réveillant, elle éprouve un grand bien-être. Elle se montre tout heureuse du résultat obtenu. Elle a pu venir chez moi à pied sans éprouver de fatigue. La respiration est encore sifflante, mais les étouffements ont disparu.

Le 15, Mme P... a dîné chez une personne de sa famille ; on l'avait placée pendant le repas auprès d'un poêle qui répandait beaucoup de chaleur ; elle en a été très-incommodée. Pendant la nuit, les étouffements sont revenus, et elle n'a pu que rester dans son fauteuil. Le 18, amélioration sensible, bon sommeil. Le 20, nuit excellente ; un peu de dyspnée dans la journée. Le 21 et le 22, la respiration est libre, point d'étouffements ; mais le 23, sans cause bien appréciable, les accidents se manifestent avec la même intensité qu'avant le traitement. Je cesse de donner des soins à la malade, un peu découragée, je l'avoue, par cette reprise iuattendue. Le 8 novembre, je recommence le traitement. L'amélioration se manifeste dès le premier jour ; le sommeil est calme, point de suffocations. Le 9, l'amélioration continue, la respiration est libre, le sifflement a disparu ; la malade dort toute la nuit, couchée horizontalement dans son lit ; Mme P... n'est plus venue me voir que le 18 novembre, et je puis constater qu'elle est tout-à-fait revenue à la santé ; elle ne se sent pas de joie ; cela lui semble bon de dormir calme, de pouvoir marcher, faire son ménage sans éprouver de suffocations, de manger avec appétit sans ressentir de troubles dans ses digestions.

Un médecin très-distingué a bien voulu, sur mes instances, explorer la poitrine de la malade ; il a constaté l'existence d'une maladie organique du cœur ; de plus, Mme P..., d'une nature très-impressionnable, vit dans un milieu où il lui est impossible de trouver le calme et le repos qui lui seraient nécessaires. Il ne serait donc pas étonnant, pour les deux causes que je viens de dire, qu'elle éprouvât d'autres accès d'asthme. Ces sinistres prévisions ne se sont heureusement pas réalisées, et même j'apprends, le 2 décembre 1867, par les sœurs de l'hôpital Necker, que M⁰ P... est revenue à une nouvelle jeunesse.

—

OBSERVATION XV. — Pichoix, qui m'est adressé, comme Mme P...., par les sœurs de l'hôpital Necker, est âgé de trente-cinq ans : de petite stature, assez bien constitué, il est pâle, très-amaigri, d'une faiblesse extrême ; il ne sort pas de chez lui et reste blotti des journées entières dans un coin, sans aucun mouvement. On l'a amené chez moi dans une charrette ; il monte mon premier étage avec une grande difficulté. Il peut se coucher chaque soir dans son lit horizontalement ; il crache sans cesse. A trois heures de la nuit, il est éveillé par un accès de suffocation accompagné de toux et d'une expectoration abondante. Ces accès durent deux heures ; mais la toux et l'expectoration sont continuelles. J'examine très-attentivement la poitrine et je ne découvre aucune lésion ni aux poumons, ni au cœur ; la percussion du thorax donne une résonnance beaucoup plus grande que dans l'état normal. Les accidents asthmatiques se sont manifestés il y a cinq mois, à la suite d'une fluxion de poitrine. Etat complet de marasme ; inappétence continuelle.

Je commence le traitement le 25 ; le 27, diminution notable de la dyspnée : le 28, il a dormi jusqu'à quatre heures, et son accès quotidien n'est point venu. Il éprouve un bien-être inaccoutumé. Le 27, sommeil satisfaisant, malgré le bruit qu'ont fait ses chiens dans la cour. Il se sent plus de force ; l'appétit laisse beaucoup à désirer. A partir du 30, les étouffements ont entièrement disparu, le catarrhe est très-amoindri ; le sommeil est bon, l'appétit meilleur ; sa physionomie témoigne de son état de bien-être, il peut sortir et marcher assez longtemps sans fatigue. Il vient chez moi à pied et s'en retourne de même ; il s'occupe de ses affaires et il a repris son commerce, qu'il avait été obligé d'abandon ner. Il est venu chez moi le 6 novembre, pour la dernière fois. Il n'est plus reconnaissable. « Ce matin, m'a-t-il dit, à la halle, les autres disaient qu'il faisait froid et moi j'avais chaud. »

—

OBSERVATION XVI. — M. Bernardeau, demeurant à Bordeaux, est âgé de soixante-seize ans; il est d'une bonne constitution, et a des tendances à l'obésité. Depuis quatre ans, il éprouve des étouffements qui se produisent sans périodicité regulière, débutent pendant le jour et augmentent pendant la nuit, sans provoquer cependant la suffocation. Le mal, depuis sa naissance, n'a pas fait de progrès ; ce sont toujours, depuis quatre ans, les mêmes symptômes et les mêmes accidents. Le voyage qu'il a fait et sa résidence à Paris n'ont pas modifié son état. Il n'a pas de toux et ne crache point. Les accès ont eu six jours d'interruption pendant l'hiver, et cette amélioration s'est manifestée sans cause appréciable. Tant il est vrai que tout est singulier dans la marche de cette maladie.

Le traitement commence le 27 mai. Le 28, amélioration sensible; le malade a très-bien dormi jusqu'à quatre heures. A son réveil, il a une legère dyspnée qui dure seulement une demi-heure, après quoi le malade fait un nouveau somme.

La journée du 29 a été bonne jusqu'à quatre heures du soir. A ce moment, les étouffements reparaissent et durent une demi-heure. D'une à deux heures du matin, nouveaux accidents toujours légers, puisque le malade dort le reste de la nuit.

Le quatrième jour du traitement, l'orage menace; la dyspnée se manifeste, mais elle est de courte durée, et pendant que le tonnerre gronde et que les éclairs sillonnent le ciel, le malade n'est point incommodé : il dîne bien et se couche sans avoir souffert de nouveaux accidents ; mais, à deux heures, la dyspnée le réveille sans beaucoup l'incommoder.

Les sixième et septième jours, l'amélioration fait des progrès. Cependant le malade éprouve

encore, entre cinq et six heures du matin, quel=
ques légers étouffements.

Le huitième jour, le malade a été pris de
dyspnée à cinq heures du soir, pendant sa promenade, et il en a souffert toute la nuit. Il attribue ce retour des accidents à l'orage et à l'abaissement de la température.

Du neuvième au quinzième jour, amélioration
très-sensible : le malade n'a éprouvé qu'un peu
d'oppression pendant une demi-heure à trois
quarts d'heure, vers le milieu de la nuit ; il a pu
rester couché et a très-bien dormi.

Au quinzième jour, la santé est parfaite. M. Bernardeau a, malgré ses soixante-seize ans, marché
une grande partie de la journée sans se fatiguer.

Le 13 juin, mon malade me fait ses adieux,
heureux de sa bonne santé et de sa nouvelle jeunesse.

J'étais, jusqu'à l'observation de ce malade,
persuadée qu'au bout du dixième jour, j'avais
tout le succès que je pouvais obtenir. Partant de
cette idée, je pensais n'avoir réussi qu'à moitié.

M. Bernardeau doit son rétablissement complet à sa persévérance, et je lui dois, moi, un enseignement que je n'ai jamais oublié.

—

OBSERVATION XVII. — M. Jaquin, à Boulogne-sur-Seine, est de grande stature ; il a une bonne constitution ; ses ascendants n'ont jamais été asthmatiques. Il a ressenti les premiers symtômes de l'asthme il y a onze ans, à la suite de plusieurs bains prolongés pris en rivière, quelques mois après son retour d'Afrique, où il resta sept ans comme officier du génie.

Depuis un an, les accès ont pris un caractère d'intensité tel, que sa santé générale en est profondément atteinte. Il est maigri, pâle, très-faible ; il ne peut marcher ni se livrer à un travail manuel quelconque, et même la moindre tension d'esprit le fatigue. Il recherche la solitude et ne trouve quelque soulagement que dans l'immobilité absolue. L'appétit est nul ; depuis plusieurs mois la toux est incessante ; l'expectoration est abondante et continue; la dyspnée très-forte se produit sans interruption. Il passe toutes les nuits dans son fauteuil, en proie à de nombreux accès de suffocation. Après ces fortes quintes de toux, le cœur bat avec violence, si bien qu'on pourrait croire à une affection concomitante de cet organe. La percussion donne des signes d'emphysème.

Je commence l'application de mon traitement le 8 octobre 1867.

Le 9, amélioration ; le malade a un peu moins toussé, les suffocations ont été moins fortes, il a un peu dormi.

Le 10, diminution très-notable de la dyspnée. Point de suffocation.

Le 12, toux presque nulle. Plus de dyspnée.

Le 13, santé bonne, le sommmeil et l'appétit sont revenus, le malade reprend des forces.

Le 14, même état. M. Jaquin ne se sent pas de joie, il croyait sa santé altérée à tout jamais.

Le 18, dernière application du traitement.

Mon malade a repris ses affaires, il se sent une grande activité et un grand bien-être.

Avant de publier cette observation, j'ai voulu savoir si M. Jaquin n'avait pas eu de rechute ; je l'ai prié par un mot de vouloir bien passer chez moi. Il s'est rendu à mon appel avec empressement et j'ai été bien heureuse de constater que tous les symptômes avaient disparu et que mon ancien malade reprenait des couleurs et gagnait de l'embonpoint.

OBSERVATION XVIII. — Mademoiselle ***, d'Etampes, est âgée de seize ans ; elle est grande, mince, et d'une constitution très-délicate.

A l'âge de onze ans, après un refroidissement, elle fut prise d'un violent catarrhe bronchique immédiatement suivi d'une dyspnée suffocante. Cet état inquiétant persista quelques jours, puis le calme se rétablit. Les accidents reparurent deux mois après, et depuis ce retour l'enfant eut chaque année, à des époques irrégulières, cinq accès qui duraient de huit à dix jours. Dans l'intervalle des crises, la santé était bonne ; pourtant il lui restait une légère anhélation, elle ne pouvait partager les jeux de ses compagnes sans être aussitôt prise de dyspnée et de toux suivies d'une expectoration glaireuse et filante.

A l'âge de quatorze ans, ses règles apparurent, mais leur établissement n'apporta dans son état aucune modification.

Depuis trois mois, il n'y a plus d'intermittences, la jeune malade est constamment oppressée, elle ne peut se livrer à aucun travail : la marche même la fatigue. Pendant la nuit, une toux opiniâtre empêche tout sommeil.

L'examen de la poitrine me permet de constater le bon état du cœur. Mademoiselle *** a éprouvé quelquefois des palpitations, mais elles étaient toujours provoquées par l'accès de toux. Les poumons sont emphysémateux ; la respiration est sifflante, l'auscultation révèle l'existence de nombreux râles sibilants.

Elle n'a jamais craché le sang et l'asthme n'a aucun caractère d'hérédité.

Le traitement commence le 12 mai 1868 ; la malade est très-faible, elle sort d'une crise très-violente qui a duré dix jours. La dyspnée est permanente, la respiration sifflante. Elle éprouve une grande difficulté dans la marche, surtout dans la marche ascensionnelle. Elle ne peut rire sans souffrir beaucoup.

Le lendemain de la première application du traitement, la dyspnée, la toux et l'expectoration ont diminué d'une façon très-sensible. Le troisième jour, l'expectoration et la toux sont presque nulles, la respiration est encore de temps en temps un peu sifflante. Le quatrième jour, plus de toux ni de crachats. Le cinquième jour, l'état de la malade est des plus satisfaisants; elle me dit qu'elle a pu rire aux éclats, sans souffrir. Le septième jour, un peu de dyspnée pendant un quart-d'heure. Le huitième jour, le matin et le soir, pendant une demi-heure, un peu de gêne dans la respiration. Le neuvième jour, cessation complète de tous les accidents; cependant elle accuse une sensation douloureuse à la région sous-sternale. Le dixième jour, plus de douleurs; Mlle *** a pu se livrer à tous les jeux de son âge: courir, sauter à la corde, et cela lui semble bien bon, après une aussi longue privation. Elle retourne à Etampes avec sa mère. Aussitôt de retour chez elle, elle fut reprise dans la nuit de dyspnée, sans toux ni crachats. Les accidents se sont dissipés d'eux-mêmes; cinq jours après, l'oppression reparaît le matin et le soir, sans rien présenter d'inquiétant, puis, huit jours durant, calme parfait. Ma jeune malade est venue, le 7 juin, me faire une petite visite, fort contente de son état et fort reconnaissante de mes soins.

—

Observation XIX.—M. de R., colonel espagnol émigré, demeurant à Paris, est âgé de cinquante-trois ans ; il est de haute stature. Sa constitution, jadis vigoureuse, est aujourd'hui profondément altérée. Mme de R. a rédigé avec beaucoup d'intelligence l'observation de son mari. Je vais en extraire quelques passages, car je ne saurais décrire avec plus de précision et de clarté les différentes phases qu'à présentées la maladie :

« Depuis au moins une dizaine d'années, M. de

R... mon mari, souffre au côté gauche, vers la région du cœur, d'une douleur accompagnée de vertiges, faiblesse dans les muscles des jambes, gaz dans l'estomac, etc., etc. Comme on le pense bien, durant ce long intervalle de souffrances, il a essayé de tout : hydrothérapie, allopathie, homœopathie, rien ne l'a soulagé, et en dernier lieu, la doulenr du côté gauche, se développant et s'étendant par la marche, lui enlevait la respiration qui, depuis quelque temps, du reste, devenait difficile. Finalement, ces dernières semaines, l'oppression était devenue telle que, même au repos, les étouffements se faisaient continuellement sentir, et, quant aux nuits, elles étaient intolérables pour le patient qui les passait sur son séant, et qui, lorsqu'il s'endormait de fatigue, était réveillé en sursaut à chaque instant par le manque de respiration. »

Le singulier symptôme d'avoir des étouffements continuels, soit en marchant, en montant les escaliers, en parlant, et, en général, pendant tous les mouvements du corps qui peuvent accélérer la circulation, a attiré mon attention sur l'état du cœur du malade qui se confiait à mes soins : en découvrant la région cordiale, on voit les parois de la poitrine agitées par les battements énergiques de l'organe, les oscillations peuvent être vues à une grande distance. L'auscultation révèle à la partie supérieure un bruit rude, râpeux, isochrone, avec les pulsations radiales qui sont petites, faibles, molles. Ces phénomènes dénotent une affection organique des valvules du cœur, accompagnée d'une hypertrophie de l'organe. J'avertis M. de R. que je ne pouvais le guérir des accidents qui se produisaient pendant la marche et les efforts musculaires, mais que j'espérais le débarrasser de tous ceux qui le tourmentaient la nuit et le privaient de sommeil, dont il avait tant besoin pour soutenir sa constitution débilitée, par dix ans de souffrances.

La première application du traitement eut lieu le 22 décembre 1867. Je reprends maintenant la rédaction de Mme de R. « La première nuit bonne, peu d'étouffements et sommeil tranquille. La seconde et la troisième nuits bonnes. La quatrième nuit, du 25 au 26, mauvaise ; recrudescence des étouffements, point de repos. La cinquième, bonne et, à dater de ce moment, qui comprend un intervalle de cinq nuits et cinq jours, le mieux a été croissant avec tant de rapidité, que les deux dernières nuits ont été sans la moindre suffocation et avec le sommeil le plus paisible, le malade couché naturellement sur le côté droit. Les forces reviennent un peu, l'appétit est très-bon, et à l'heure qu'il est, c'est-à-dire après neuf jours de traitement, il ne reste plus le jour qu'une légère sensation d'étouffements, une chose affaiblie, comme déjà lointaine et qui tend à disparaître. »

Mme de R.... termina sa lettre par des expressions trop flatteuses pour que je me permette de les consigner ici. Mais je tiens à dire à la femme excellente et sympathique avec laquelle j'ai eu pendant quelques jours de si agréables relations, combien je fais des vœux pour que la santé de son cher mari se maintienne et se fortifie.

OBSERVATION XX. — M. Pigeory, demeurant à Batignolles, 2, passage..... est âgé de trente-six ans. Il y a treize années, à la suite d'une contrariété, il a éprouvé des étouffements et des accès violents de toux qui ont presque cessé depuis trois ans. Ses premiers accidents asthmatiques furent compliqués de palpitations qui cessèrent presque en même temps que la toux. Le malade, pendant trois ou quatre jours par semaine, passe ses nuits à genoux sur un fauteuil, les bras appuyés sur la fenêtre grande ouverte, quelque temps qu'il fasse, la tête appuyée sur les bras. L'accès débute par une sensation de grande chaleur et se termine par une abondante transpiration. Il y a deux mois, M. Pigeory a eu un engorgement du poumon, il a expectoré assez abondamment, et ses crachats ont été pendant huit jours mêlés de sang ; en même temps, les extrémités inférieures étaient œdématiées et la percussion de la poitrine donnait la note caractéristique de l'emphysème.

Je commence le traitement le 1er juin 1868. Mon malade, très-fatigué, ne revient que le 5 juin.

Après la deuxième application, je remarque une amélioration sensible; il peut reposer et dormir, ce qui ne lui était pas arrivé depuis longtemps. Je ne revois plus M. Pigeory que le 15 juin. Nouvelle application du traitement. Le 16, les accidents ont entièrement disparu, il a très-bien dormi toute la nuit et ne ressent plus aucun mal. Peu à peu la santé générale se rétablit. Le succès, comme on le voit, a été rapide, mais en général il faut plus de temps et de patience.

—

OBSERVATION XXI. — M. Viochot, professeur, âgé de quarante-cinq ans, demeurant rue des Lions-Saint-Paul, 9, contracta dès l'enfance plusieurs affections de poitrine. Depuis cinq ans, il éprouve une grande gêne de la respiration, qu'augmentent tous les mouvements et plus particulièrement ceux des bras quand il s'habille, se déshabille ou accroche ses effets au porte-manteau ; monter un escalier ou monter une côte lui est extrêmement pénible. La dyspnée ne cesse ni jour ni nuit; la respiration est sifflante, entrecoupée de râles bruyants qu'on peut entendre à une assez grande distance. La toux se produit par quintes fréquentes et se déclare généralement deux ou trois heures après le repas. Pendant la nuit, il a des accès de suffocation qui l'obligent à se lever et à courir à la fenêtre pour avoir de l'air. Les souffrances qu'il endure sont intolérables, son corps se couvre d'une sueur gluante et froide, l'expectoration d'abord filante, puis épaisse, se produit avec abondance; ce malade présente le type de l'asthme catarrhal, tel que nous l'avons décrit au commencement de notre travail.

Il ne m'a pas fallu plus de quatre jours pour dissiper ces graves symptômes. Le cinquième jour, il n'y a plus de dyspnée, presque plus de toux ni de crachats. Le malade me raconte qu'il a pu monter à grands pas la rue des Fossés-St-Victor sans éprouver la moindre anhélation. Le sixième jour, le bien-être continue, il a pu marcher sans fatigue pendant quatre heures de suite. La respiration très-libre laisse pourtant entendre un léger sifflement. Le neuvième jour, par suite d'une imprudence, — il s'était mis un linge mouillé sur les épaules, — les accidents reparaissent, mais avec beaucoup moins d'intensité qu'à l'ordinaire. Dans la nuit, il a, une heure durant, éprouvé un peu de dyspnée, puis il s'est endormi. Le douzième jour, un peu de toux et de crachats dans la nuit. Le petit sifflement de la respiration se fait encore entendre. J'attribue cette légère reprise à l'abaissement de la température. Le treizième jour, plus de toux ni de crachat, respiration libre. Le malade peut reprendre ses travaux sans être inquiété par son mal. Il dort et mange bien, toutes les fonctions se rétablissent et je puis compter une guérison de plus.

C'est M. Viochot qui m'a envoyé M. Preteux, dont on trouvera plus loin l'observation.

—

OBSERVATION XXII. — En octobre dernier, M. Landier, avocat, 20, rue Monsieur-le-Prince, me présenta son père, âgé de soixante-douze ans. Ce malade toussait, étouffait sans cesse et privait de sommeil toute sa famille. J'hésitais à faire l'application de mon traitement, car l'âge avancé du pauvre asthmatique me faisait redouter un insuccès. Cependant, sur les instances reitérées de M. Landier fils, je fis une tentative qui heureusement réussit. Les accidents, en effet, se calmèrent aussi promptement que chez les jeunes sujets. Il resta encore assez longtemps, une heure pendant le jour et une heure pendant la nuit, un peu de toux et un peu d'expectoration. Mais ces derniers symptômes cédèrent comme les autres, et le malade revint à la santé.

J'ai eu, il y a quelques jours, des nouvelles de M. Landier, et j'ai été très-heureuse d'apprendre que son état ne laissait rien à désirer.

L'expérience est un fruit qui se développe et mûrit lentement; chaque jour apporte un nouveau progrès. J'avais cru que le traitement que j'appliquais ne pouvait avoir d'efficacité que chez les sujets encore jeunes ; l'observation que je viens de rapporter, celle qui va suivre et celle de M. Bernadeau prouvent qu'il peut être employé à tous les âges de la vie. Ce ne sera pas sans doute la dernière leçon que je recevrai du temps et de la pratique.

—

Observation XXIII. — M. *** est abbé de communauté dans le département de la Moselle. Il est âgé de soixante-seize ans. Sa constitution est délicate. Il souffre depuis deux ans de catarrhe et d'étouffements. Les nuits sont mauvaises ; il ne peut dormir ; la dyspnée est intense. La respiration est sifflante, il tousse par quinte et crache abondamment.

Je commence le traitement le 22 juin. Dès le 25 je puis constater une grande amélioration dans l'état du malade ; les nuits sont bonnes, il dort bien, l'appétit lui revient ; la toux ne se produit plus par quintes, l'expectoration a considérablement diminué. Le 26, l'amélioration continue, le malade a parfaitement dormi. Encore quelques crachats et un peu de dyspnée. Je vois M. l'abbé *** tous les jours, et chaque jour je constate un nouveau progrès. Le 1er juillet, la dyspnée a cessé.

Les accidents qui le tourmentaient tant jadis se sont évanouis. Il reste encore, le jour où le malade prend congé de moi, un peu d'expectoration le matin, mais je suis persuadée que, dans un temps très-court, ce symptôme disparaîtra comme les autres.

—

Observation XXIV. — M. M.., colonel anglais, est de forte constitution. Depuis trente ans, il souffre d'un asthme catarrhal très-intense; l'oppression est permanente; la marche, l'ascension d'une côte ou d'un escalier sont impossibles, le malade suffoque par le moindre effort. La toux est incessante, elle est suivie d'une expectoration très-abondante. Pendant les accès, la tête est congestionnée; il a de la céphalalgie. Dans la nuit surviennent de longues suffocations qui troublent son repos et l'obligent à s'asseoir sur son lit, à se lever, à ouvrir les fenêtres, pensant que l'air frais apaisera ses douleurs. Au début du mal, les accès laissent entre eux d'assez longues intermittences; mais depuis longtemps déjà, sa maladie ne lui laissé plus de répit. Les longues souffrances qu'il a endurées l'ont rendu si impressionnable aux agents extérieurs, qu'il ne peut sortir, même en voiture fermée, sans contracter une bronchite.

Le colonel a essayé de tous les traitements, il a consulté les illustrations médicales de la France et de l'Angleterre; il a retiré quelques bienfaits de l'application de l'électricité; mais l'amélioration qui s'est manifestée sous l'influence de ce traitement n'a pas duré plus de trois mois. Un second essai de l'électrisation est resté infructueux. Ce fut après cette dernière déception qu'il se confia à mes soins avec la docilité d'un enfant.

Après une exploration minutieuse de la poitrine, après avoir interrogé mon malade sur les causes qui avaient provoqué l'asthme, je crus pouvoir lui affirmer une guérison complète en dix ou douze jours. Si grande que fût sa confiance en moi, il ne pouvait croire que je pusse en un si court délai le débarrasser d'un mal dont il souffrait depuis trente ans.

Je commence mes soins le 8 octobre. — Le

deuxième jour, point d'amélioration: la toux a été opiniâtre et douloureuse, la suffocation intense, point de sommeil.—Le troisième jour, il y a eu quelques heures de calme ; l'expectoration s'est faite plus facilement, le malade a éprouvé de la dyspnée, mais point de suffocation. — Le quatrième jour, l'amélioration s'est affirmée : peu de dyspnée et point d'étouffements, quinte de toux moins violente, très bon sommeil jusqu'à quatre heures du matin. — Cinquième jour, nuit moins bonne, plusieurs quintes de toux, mais point de suffocation. — Septième jour, plus de dyspnée, nuit excellente, un peu d'expectoration à sept heures du matin. Mon malade est content, il se sent renaître, et la gaîté lui revient avec la santé. Je lui conseille une promenade au bois, en voiture couverte ; il me demande avec inquiétude s'il peut bien se risquer dans cette entreprise, qu'il juge trop hardie ou tout au moins prématurée. — Le huitième jour, l'amélioration persiste et progresse ; la promenade s'est faite sans inconvénients. — Neuvième jour, plus d'accidents ; nouvelle promenade. Le malade a marché à pied dans le bois ; il est dans le ravissement. — Le dixième jour, le colonel a rendu quelques visites, il a pu monter lestement plusieurs étages sans éprouver de dyspnée. A partir de ce moment la santé est parfaite : bon appétit, bon sommeil ; mon malade se sent libre comme à vingt ans. — Le quatorzième jour, le colonel retourne à Londres, où l'appellent de grandes affaires.

—

OBSERVATION XXV. — Mme Deniel, libraire à Rennes, est âgée de trente-neuf ans. Sa constitution est forte. Depuis quelques années, elle est prise d'attaques nerveuses qui la fatiguent et l'inquiètent.

Les accidents asthmatiques remontent à neuf ans. La toux est fréquente, les crachats sont peu abondants. Les accès se reproduisent toutes les nuits et rendent le sommeil impossible. Les souffrances qu'elle a endurées ont altéré profondément sa santé ; elle est pâle, amaigrie, affaissée, en proie au découragement ; malgré son énergie peu commune, elle ne peut vaquer aux soins de sa maison et de son commerce.

Mme Deniel vint se confier à mes soins le 1er juillet 1869. J'explorai avec le plus grand soin sa poitrine et je ne trouvai aucune altération organique. Après avoir acquis cette certitude, je l'assurai d'une prompte guérison.

Après douze jours de soins, en effet, tous les accidents s'étaient dissipés. Plus de suffocation, ni toux, ni crachats; bon appétit et bon sommeil.

A la date du 28 juillet, je recevais une lettre de Mme Deniel, dans laquelle elle me disait :

« Il y a eu hier quinze jours que j'ai quitté la capitale pour revenir dans mes foyers, de plus en plus enchantée des bons soins que vous m'avez donnés. Je vous renouvelle mes remerciements. Toute la journée je pense à vous et parle de vous. Je suis vraiment très-bien. Tous les matins, je me promène pendant une heure et demie ; je monte trois étages, lestement, sans être oppressée. »

Pendant que s'imprimait cette édition, je soignais deux personnes de Rennes qui m'ont été adressées par Mme Deniel.

Observation XXVI. — M. A., boulevard des Italiens, âgé de quarante ans, est de bonne constitution. Il souffre depuis huit ans d'accès d'asthme d'une violence extrême. Il est inutile de rappeler ici les symptômes qui caractérisaient son mal. Je puis dire qu'ils semblaient s'être donné rendez-vous pour accabler le malade. Placé dans une bonne position de fortune, les soins ne lui ont pas manqué. Il a suivi avec docilité les traitements les plus opposés sans en retirer de bienfaits ; il avait fini par être son propre médecin, et il étudiait avec le plus grand soin toutes les circonstances qui lui avaient apporté quelque soulagement ; il évitait les causes qui pouvaient provoquer les crises. Chose bizarre, quand il roulait en wagon et particulièrement quand la voiture passait sur les plaques tournantes, les symptômes se dissipaient comme par enchantement. On comprend pourtant que ce cher malade ne pouvait pas passer sa vie à rouler sur des plaques tournantes. Il le comprit bien aussi, car il vint me consulter. Le traitement que je lui fis suivre amena, à quelques variantes près, les mêmes résultats que j'ai déjà consignés dans les observations précédentes. Après dix jours de soins, M*** était entièrement débarrassé de son asthme. Je regrette vivement de ne pas avoir pu obtenir l'autorisation de publier le nom et l'adresse de ce malade, dont la guérison fait le plus grand honneur au traitement que j'ai employé.

—

Observation XXVII. — Madame C..., demeurant avenue de Neuilly, m'a été envoyée par M. B...., capitaine au 18e d'artillerie, que j'avais débarrassé d'un asthme suffocant d'une extrême gravité. La malade est âgée de vingt-neuf ans ; elle est de forte constitution ; son asthme présente comme symptôme prédominant des accès de toux convulsive qui troublent ses jours et ses nuits ; elle ne peut monter un escalier sans éprouver une dyspnée suffocante. La respiration, accompagnée dans ses deux temps de gros râles sibilants, s'entend à une grande distance. Elle ne peut pas sortir par les temps humides, séjourner dans une salle de théâtre sans voir augmenter son mal. La

maladie est coupée d'intermittences qui de-
viennent de plus en plus rares et de plus en
plus courtes. Dans les intermittences même, la
malade n'est pas complétement bien. Elle a une
prédisposition singulière aux rhumes de cerveau
et, pendant ces indispositions, les symptômes
de l'asthme sont plus violents. Le ventre est
ballonné. On remarque à la partie antérieure et
postérieure du cou un gonflement qui s'étend en
avant jusque vers le milieu de la poitrine et en
arrière jusqu'au milieu des vertèbres dorsales;
elle ne peut porter de corset, la moindre com-
pression la faisant souffrir.

Après trois jours de traitement, la malade
a éprouvé une amélioration très-sensible, les
nuits sont meilleures, la toux est moins fréquente et moins douloureuse. Après dix séances,
la santé est revenue, la malade n'éprouve plus
aucun mal, elle peut gravir les escaliers sans
provoquer la dyspnée. La toux a complétement
disparu, enfin tous les symptômes de la terrible
maladie qui lui rendait la vie malheureuse se
sont pour ainsi dire évanouis.

OBSERVATION XXVIII.— Mme J...., rue du Four, 36, est âgée de quarante-neuf ans; elle est d'une pâleur extrême, d'une grande faiblesse; sa voix est presque éteinte. Il y a trente ans, des bains de mer trop prolongés, accompagnés et suivis de toutes sortes d'imprudences, déterminèrent une bronchite aiguë qui passa à l'état chronique; bientôt, à intervalles irréguliers, il se manifesta chez elle de la gêne dans la respiration. Huit années plus tard, Mme J... alla habiter l'E-gypte. Le climat de ce pays ne lui fut pas propice; aussitôt arrivée, elle éprouva une forte dyspnée, bientôt suivie d'accès de suffocations diurnes et nocturnes. Ces accès présentèrent au début un caractère remarquable d'intermittence régulière; ils apparaissaient au mois de juin et finissaient en septembre. Chose singulière, ils se déclaraient chaque jour dans la période de temps correspondante à l'élévation du Nil, par suite du phéno-mène des marées.

Pendant vingt ans que cette dame resta à Alexandrie, sa vie ne fut qu'un long martyre.

Depuis son retour à Paris le mal a suivi la même marche. La dyspnée est très-violente, surtout après le repas; le ventre se ballonne; elle souffre beaucoup. Pour éviter le retour de ces accidents, elle mange si peu que l'insuffisance des aliments a amené chez cette pauvre malade un dépérissement considérable et une faiblesse extrême.

Sous l'influence de mon traitement, l'amélioration ne s'est pas fait longtemps attendre; dès le troisième jour, les étouffements, la toux et les crachats étaient sensiblement diminués.

Le cinquième jour, le mieux s'accentue, l'appétit est meilleur; elle peut prendre des aliments sans éprouver les accidents dont elle redoutait tant le retour. Les forces se relèvent.

Le septième jour, le mieux progresse; elle mange bien, le ballonnement du ventre disparaît, il n'y a plus de suffocation, la dyspnée est rare.

Au dixième jour, les effrayants symptômes qui avaient depuis si longtemps tourmenté la malade ont complétement disparu.

Mon intéressante malade ne peut s'imaginer

qu'elle a pu être débarrassée en dix jours d'une affection qui, depuis trente ans, lui rendait la vie insupportable.

OBSERVATION XXIX. — M. Gire, menuisier en bâtiments, est âgé de 37 ans. Sa constitution ne présente rien d'extraordinaire à noter. J'ai pu constater qu'il n'y avait pas d'antécédents héréditaires. La maladie se présente sous la forme d'asthme catarrhal; elle remonte à neuf ans, et a été déterminée par plusieurs refroidissements ayant produit des bronchites successives. L'accès débute par une oppression bientôt suivie de suffocation. Puis, après quatre ou cinq jours, il se produit de la toux et de l'expectoration qui persistent après les suffocations. Les crises sont très-fréquentes.

La marche et l'ascension sont extrêmement pénibles; il a toutes les difficultés du monde à atteindre son troisième étage. Les temps pluvieux et les saisons où l'on signale particulièrement l'existence de la rage chez les animaux, augmentent beaucoup ses souffrances. Les digestions sont pénibles, et il vomit la plupart du temps les aliments qu'il a mangés le matin.

En quinze jours, M. Gire a été parfaitement guéri ; au bout d'un mois, il quitte Paris pour aller à Saint-Lô (Manche), rue de Dollèse, 1, où il va prendre l'établissement de menuiserie de son père.

Dans cette même ville et dans le voisinage de M. Gire, demeure un malade que j'ai débarrassé d'un asthme catarrhal très-intense. Sa guérison date d'une année, et j'ai les meilleures nouvelles sur l'état de sa santé.

—

OBSERVATION XXX. — En octobre 1868, Mme Aubinet, demeurant, 7, rue Forey, à Batignolles-Paris, se présente à mon observation. Elle est âgée de 60 ans, d'une grande stature et d'une constitution naguère robuste, altérée aujourd'hui par les souffrances. Les antécédents héréditaires chez cette malade sont très-évidents; son grand-père était asthmatique.

La maladie a débuté il y a vingt ans et se manifestait par des crises plus ou moins éloignées. Depuis quatre ans, la dyspnée est presque continuelle, le travail est pénible, les troubles fonctionnels se produisent. Mais depuis un an le mal est arrivé à son paroxysme. Mme Aubinet ne passe pas de nuit sans avoir plusieurs crises accompagnées de terribles symptômes de suffocation. La face est tuméfiée et livide, les yeux jaillissent de leur orbite; les muscles éprouvent des contractions tétaniques. L'asphyxie se révèle et la malade croit à chaque instant que la mort va venir mettre un terme aux cruelles souffrances qu'elle endure.

Les effets du traitement ne se firent pas longtemps attendre. Dès le troisième jour, je pouvais constater une amélioration sensible, et dès lors je n'eus plus de doutes sur l'heureuse issue du mal. En moins de deux semaines, Mme Aubinet était tout à fait guérie. Les symptômes avaient disparu, les organes fonctionnaient régulièrement, bon appétit, bon sommeil. Rien ne peut rendre la joie qu'elle éprouve de se voir enfin débarrassée de son mal.

—

OBSERVATION XXXI. — Mme Delacroix, demeurant rue de Boursault, 3, Batignolles-Paris, est âgée de 38 ans; elle est d'une taille élevée et d'une forte constitution. Chez elle, l'hérédité est manifeste. Mme Delacroix est en effet la fille de Mme Aubinet qui fait le sujet de l'observation qui précède. A l'époque où elle vient me consulter, la toux est intense, continuelle; elle est accompagnée d'une expectoration claire très-abondante ; la malade éprouve pendant ses quintes une véritable strangulation. A ce moment l'anxiété exprimée par sa physionomie est extrême, la face est gonflée, tuméfiée, les yeux sortent de leur orbite, une sueur froide couvre son corps. Elle ressent à la gorge une grande sécheresse. La nuit, point de sommeil, les quintes se multiplient et ne laissent entre elles qu'un intervalle très-court.

En même temps, les fonctions générales sont troublées, l'appétit est nul, le ventre est fortement ballonné, la faiblesse est extrême. Elle ne peut se livrer à aucun travail sans en ressentir une grande fatigue.

La malade avait essayé plusieurs traitements sans être soulagée de sa maladie, dont les symptômes s'accentuaient de jour en jour. Elle éprouvait de son état une tristesse et un chagrin que rien ne pouvait calmer.

Dès les premières séances, l'amélioration se manifesta; elle prit courage; l'espoir qui l'avait abandonnée lui revint. Après douze applications de mon traitement, elle était parfaitement guérie, plus de toux ni de crachats, plus d'étouffements, le ballonnement du ventre s'était dissipé comme par enchantement. La nature robuste de Mᵐᵉ Delacroix reprenait ses droits dans toute leur plénitude.

Je ne saurais rendre la joie qu'elle éprouvait d'une aussi prompte délivrance. Elle ne savait comment m'exprimer sa reconnaissance. « Vous m'avez rendu la vie et le sommeil, disait-elle, vous m'avez rendu la vie heureuse. »

J'ai revu plusieurs fois depuis Mme Delacroix, sa santé ne laissait rien à désirer.

—

Observation XXXII. — M. le baron D... est âgé de quarante-cinq ans, constitution bonne; il est amaigri par la souffrance et par la privation de sommeil.

Les premières atteintes de son mal remontent à vingt ans et se sont produites sous forme de *toussaillements* à la suite d'une fluxion de poitrine légère. La toux peu à peu augmenta d'intensité et fut accompagnée de crachats abondants et d'oppression. Les crises devenaient de plus en plus fréquentes.

La maladie, sous l'influence du déplacement, du changement de résidence et de climat, s'améliorait, mais bientôt les symptômes se reproduisaient avec la même acuité. Le catarrhe devint très-abondant, l'oppression permanente. Chaque nuit, la malade était en proie à plusieurs accès de suffocation. La santé générale était gravement troublée.

Douze jours de traitement suffirent pour amener la guérison, il ne restait plus qu'un peu de catarrhe.

Bien que le résultat obtenu dépassât ses espérances, M. le baron D... demanda à continuer le traitement jusqu'à ce que les derniers vestiges de sa maladie eussent entièrement disparu. Au bout de quinze jours de soins, le catarrhe, dernier symptôme de son asthme, avait complétement disparu.

—

OBSERVATION XXXIII. — M. R..., demeurant avenue de Choisy, est âgé de trente-sept ans ; il est d'une très-grande stature, amaigri, altéré par d'intolérables souffrances. Il est atteint d'un asthme catarrhal qui remonte à trois ans.

Les symptômes ont pris successivement de la gravité. Toux permanente, expectoration continuelle, étouffements, suffocations, spasmes, enfin tout le terrible cortége de l'affection asthmatique.

Les crises ont une longue durée et ne sont séparées entre elles que par un intervalle très-court.

Les accidents se sont dissipés en huit jours, sous l'influence de mon traitement ; mais il eût été utile de persévérer encore pour affirmer la guérison : le malade ayant cessé de venir chez moi, fut repris de toux et de suffocation. Il fallut recommencer. Cette fois la guérison fut plus lente à s'affirmer ; mais enfin, après douze jours de soins persévérants, les symptômes disparurent, et depuis M. R... s'est très-bien porté.

Cette observation porte un enseignement que les malades ne devront pas oublier. Il n'est pas rare de voir des personnes, après une amélioration qu'elles regardent comme la santé, comparée aux dures secousses qu'elles ont éprouvées, il n'est pas rare, dis-je, de voir ces personnes interrompre le traitement. Presque toujours, alors, les crises reviennent avec une grande intensité et exigent, à une nouvelle reprise du traitement, un plus long temps pour être efficacement combattues.

—

OBSERVATION XXXIV. — M. B..., employé au chemin de fer de l'Est, est âgé de quarante-cinq ans. Son embonpoint tend à l'obésité.

La maladie qui a revêtu la forme de l'asthme catarrhal date de sa jeunesse ; mais pendant assez longtemps les crises étaient interrompues par de longs intervalles de calme.

Peu à peu les symptômes se sont accentués et les accès sont devenus très-fréquents. Toux suffocante, expectoration, angoisse, strangulation, rien n'y manquait. Ni appétit, ni sommeil ; mauvaises digestions ; incapacité de travail, abattement extrême. Ces accidents, si graves déjà, étaient compliqués d'évanouissements et de perte totale de connaissance, à la suite des congestions que déterminaient dans le cerveau les terribles ébranlements de la toux.

On pense bien que M. B... avait essayé de plusieurs traitements pour se débarrasser d'un mal qui le faisait tant souffrir et qui apportait un si grand trouble dans son économie. Tous les moyens employés étaient restés inefficaces.

Quand il vint me voir, il était désespéré ; il se montrait surtout effrayé de ses évanouissements, et il s'attendait, dans chaque crise nouvelle, à trouver la mort.

Les premières applications du traitement firent renaître l'espoir chez lui ; en effet, une amélioration sensible se manifesta soudain. La toux diminua avec l'expectoration ; plus de suffocation. Les nuits étaient calmes, les étourdissements n'avaient point reparu. Enfin, après quatorze jours, la maladie avait complétement disparu.

M. B… s'est présenté pour la première fois à mon observation le 12 février 1869. Je l'ai revu tout dernièrement pour m'assurer que sa guérison s'était maintenue, et je reçus de lui les plus satisfaisantes assurances.

—

Observation XXXV. — Mme Mouton, quai de la Râpée, à Paris. Son asthme date de cinq ans ; il a débuté par une bronchite qui a duré quatre mois, mais qui, au bout de ce temps, avait complétement disparu.

Puis, survint de l'oppression. La respiration était bruyante aussi bien au repos que pendant le mouvement. Pendant le jour et surtout pendant la nuit, fréquents accès d'étouffements pendant lesquels la malade est dans un état d'angoisse inexprimable, croyant à chaque instant que l'air va lui manquer et qu'elle va mourir de cette mort horrible : l'asphyxie. Je n'ai pas besoin d'ajouter qu'elle passait la nuit sans dormir. Quand, par hasard, domptée par la fatigue, elle succombait au sommeil, elle était réveillée soudain par une crise.

« Ma situation est désespérante, me dit-elle la première fois que je la vis, j'aimerais mieux être morte. »

Les souffrances sont exagérées par la chaleur, et elle supporte mieux l'hiver que l'été.

A ces accidents, venait se joindre un symptôme qui, par ses effets, ne pouvait manquer de lui être fort désagréable. Pendant les efforts de la toux, il y avait émission involontaire de l'urine. C'était l'indice d'un grand trouble nerveux dans les muscles du sphyncter de la vessie.

Mme Mouton avait essayé de toutes les médications ; elle disait avoir retiré quelques bienfaits de l'homœopathie.

Après douze jours de traitement, la malade était tout-à-fait délivrée de son asthme et des accidents qui l'accompagnaient. Dès les premières applications, j'avais pu constater une amélioration assez sensible pour me faire augurer heureusement de l'issue de la maladie.

Avant de consigner dans mon recueil les diverses observations que j'y ai réunies, je m'assure par avance que la guérison de mes malades est durable. Ainsi j'ai fait pour Mme Mouton, qui jouit à l'heure où j'écris d'une excellente santé.

—

Observation XXXVI. — M. Stilpp, Allemand d'origine, père d'une nombreuse famille, demeure rue du faubourg Saint-Martin, à Paris. Ce pauvre homme, fort intéressant par son état de pauvreté, m'a été adressé par M. Bezner, son patron, que j'avais guéri d'un vieil asthme catarrhal. Je ne puis donner ici l'adresse de ce dernier, n'y ayant pas été autorisée.

Le malade est âgé de soixante ans; il est atteint d'un asthme catarrhal dont les symptômes présentent une acuité insolite. Ai-je besoin de répéter ici les accidents qui signalent la crise. J'ai déjà fait cette énumération assez souvent, pour qu'il n'y ait pas lieu de tomber dans de trop fréquentes redites.

La maladie datait de vingt ans, et malgré les troubles apportés dans l'organisme par des crises aussi souvent répétées, les symptômes se dissipèrent comme par enchantement dès le septième jour de traitement. Il me disait dans son langage moitié allemand, moitié français : « *Je n'ai blis pesoin de toutes mes crajoirs.* »

Le dixième jour, il me dit en riant aux éclats qu'il les avait mis au feu pour s'en chauffer. C'était un feu de joie qu'il avait fait pour célébrer sa délivrance.

Plusieurs semaines après sa guérison, M. Stilpp vint me rendre une visite et m'adresser ses remercîments, — j'avoue que je suis toujours très-sensible à ces marques de reconnaissance de la part de mes malades; il était fort gai, son rétablissement ne s'était pas démenti un seul jour, il avait repris des forces, il mangeait et dormait bien. Il m'apprit que M. Bezner jouissait également d'une parfaite santé et qu'il ne lui restait plus de son asthme qu'une légère expectoration qui ne le troublait pas assez pour désirer s'en débarrasser.

Ce malade s'est présenté à mon observation le 16 novembre 1868.

—

OBSERVATION XXXVII. — M. Raynald, chapelier, boulevard Saint-Michel, n° 9, a amené chez moi sa belle-mère, atteinte depuis dix-huit ans d'un asthme catarrhal.

La malade est âgée de 49 ans, constitution délicate. Elle est pâle, amaigrie, d'une faiblesse extrême; depuis trois semaines, elle ne peut prendre d'autre aliment que du bouillon.

La maladie a débuté à la suite de deux fluxions

de poitrine qui se sont succédées à un très-court intervalle de temps.

Catarrhe abondant, oppression permanente, toux opiniâtre, violents accès de suffocation qui se manifestent surtout la nuit. Assise sur son lit, en proie à la plus inexprimable angoisse, elle appelle le sommeil, et c'est la crise impitoyable et terrible qui arrive.

La digestion est troublée, le ventre est ballonné ; elle éprouve à la suite de ses quintes des maux de tête intolérables, bien justifiés, hélas ! par l'ébranlement que la toux imprime à tout son corps.

Sa faiblesse et son épuisement sont tels qu'il lui est impossible de se livrer au moindre travail ; elle traîne tristement une existence empoisonnée par la douleur.

Le traitement a commencé en mars 1869. Après quinze jours de soins, la malade était parfaitement guérie ; elle avait vu pendant le court espace de temps s'évanouir un à un les accidents qui depuis dix-huit ans l'avaient torturée.

4

J'ai revu la belle-mère de M. Raynald dans les premiers jours de janvier ; sa santé était dans un état florissant ; elle m'a longtemps entretenue des maux qu'elle avait endurés, et elle m'a dit tout le bonheur qu'elle ressentait de ce retour à la santé si rapide et en même temps si solide.

J'ai guéri d'un asthme, survenu après une coqueluche, une jeune demoiselle d'Issy que m'avait envoyée la belle-mère de M. Raynald, et M. Grut dont on trouvera plus loin l'observation.

—

OBSERVATION XXXVIII. — M. R..., employé supérieur au chemin de fer du Nord, grande stature, embonpoint tendant à l'obésité.

L'asthme a pris naissance, il y a une douzaine d'années, à la suite d'une bronchite négligée. Les accès, rares d'abord, se sont graduellement rapprochés, et à l'époque où il est venu me consulter, décembre 1868, ils étaient extrêmement fréquents.

Le malade peut reposer une bonne partie de la nuit, mais vers cinq heures du matin il est pris subitement de quintes de toux d'une violence extrême et d'une très-longue durée. Les secousses déterminées par la toux amènent des congestions au cerveau. La céphalalgie est intense, la respiration est anxieuse; la suffocation provoque des contractions musculaires presque tétaniques. Troubles digestifs révélés par de l'inappétence et des borborigmes.

Pendant toute la matinée, le malade est en proie à des étourdissements et il est obligé à plusieurs reprises de se tenir aux meubles ou à la cheminée pour ne pas tomber. Dans le courant de la journée, fréquents accès de toux et de suffocation, respiration sifflante, crachats abondants. Le pouls est régulier, le cœur bat fort, au-dessous du sein gauche. Il éprouve, en tout temps, un malaise inexprimable; il est triste, inquiet, il redoute le retour des symptômes qui l'obsèdent.

Ces accidents déterminent, chez M. R... une très-grande difficulté de travail, et il lui faut toute son énergie et tout son courage pour remplir sa tâche laborieuse.

Il n'a pas fallu plus de douze jours pour que M. R... fût complétement délivré de son mal. Dès les premières applications du traitement, il avait éprouvé, dans son état, une amélioration très-sensible. Depuis cette époque, la santé de M. R... s'est parfaitement maintenue.

—

OBSERVATION XXXIX. — Mme Séguin, modiste, rue Richelieu, n° 67, à Paris, est âgée de 28 ans, et d'une assez bonne constitution ; elle est pâle, jaune, amaigrie, sans force, sans courage ; elle est affaissée par la souffrance.

A la suite d'un refroidissement provoqué par un courant d'air, elle fut prise d'un rhume de cerveau et d'un enrouement qui ne dura pas moins de six semaines et fut suivi de toux, de crachements et d'oppression. Ces symptômes se reproduisaient d'une façon à peu près régulière au point du jour, le soir à la tombée de la nuit, et duraient une heure environ. Les crises re commençaient à minuit et se prolongeaient pen-dant plusieurs heures, en ne laissant entre elles que de très-courts intervalles. Les accidents se calmaient pendant la période menstruelle.

La malade avait perdu l'appétit et le sommeil; elle ne pouvait se livrer à aucun travail; le moindre effort provoquait chez elle une très-forte dyspnée. Assise sur un fauteuil, immobile, en proie à la tristesse et au découragement, elle ne pensait qu'à ses douleurs.

« La vie, me disait-elle, m'est devenue insupportable; il y a si longtemps que je souffre.»

Mme Séguin s'est présentée à mon observation le 1er juin; les premières applications du traitement la soulagèrent beaucoup. Après quatorze jours de soins, elle était parfaitement guérie ; elle put reprendre son travail, marcher, monter les escaliers sans éprouver la moindre suffocation. L'appétit et le sommeil sont revenus. Son teint s'est éclairci, sa physionomie naguère éteinte s'est illuminée. Enfin elle présente les signes les plus manifestes d'une santé qui ne pourra plus être troublée que par des imprudences.

Observation XL. — M. Humbert, homme de lettres, demeurant rue Pergolèse, n° 3, à Paris, est âgé de 40 ans; constitution forte.

L'asthme remonte à dix ans et s'est produit à la suite d'une immersion prolongée dans l'eau froide.

Les symptômes les plus graves de l'asthme semblaient s'être donné rendez-vous pour accabler ce malade. Crises fréquentes, surtout la nuit, toux suffocante, crachats abondants, douleurs vives de la tête, point d'appétit ni de sommeil, travail impossible, digestions laborieuses.

Il faudrait ici évoquer le fastidieux cortége de l'asthme catarrhal dans toute son intensité.

Après quelques jours de soins, les symptômes les plus graves avaient disparu; il restait encore un peu de dyspnée et de la toux, surtout pendant la nuit, mais déjà le malade pouvait un peu reposer et dormir; cela lui semblait bien bon. Après sa douzième visite, M. Humbert était parfaitement guéri.

OBSERVATION XLI. — La lettre suivante, que j'ai reçue de M. L. Grut, fabricant de corsets, 127, rue Saint-Martin, formera le sujet de la 41ᵉ observation. M. Grut explique avec beaucoup de précision les différentes phases de son mal et les différents symptômes qu'il a éprouvés. Sa lettre ne peut manquer d'intéresser le lecteur.

« Depuis dix-huit ans j'étais atteint d'un asthme qui me faisait souffrir horriblement par de fréquents étouffements, accompagnés d'une toux opiniâtre et de crachats abondants, qui me soulageaient provisoirement, pour recommencer toujours, me laissant toutes mes nuits sans sommeil ; car mes crises me prenaient régulièrement le soir, de neuf heures à minuit et de deux heures du matin à cinq heures, ce qui me forçait à rester sur mon séant ou à me lever pour ouvrir les croisées et respirer de l'air autant que je le pouvais. En outre, cette toux et ces étouffements m'occasionnaient des maux de tête épouvantables, il me semblait que mon front était serré dans un cercle de fer ; et lorsque la crise était un peu calmée, le rhume de cerveau s'en suivait, accompagné d'éternuements, etc., et cela durait un quart-d'heure ou demi-heure, ce qui augmentait encore le mal de tête. Enfin, détailler les différentes périodes de mes souffrances serait chose difficile à faire, car, en traçant ces lignes, il me passe dans tout le corps un frisson, en pensant que deux fois j'ai été sur le point d'en finir avec cette existence.

» Ayant été abandonné par tous les médecins que j'avais consultés, je voulais, dis-je, en finir avec la vie, quand le hasard me mit en rapport avec Mme Pau. En désespéré je fus la trouver, ne croyant nullement, je le dis sur l'honneur, à une guérison radicale; néanmoins, je me livrai entre ses mains, et après vingt séances, au bout desquelles j'ai retrouvé la vigueur, la santé et le sommeil, c'est le cœur gai que je trace ces quelques lignes de remercîments à celle pour qui j'aurai une reconnaissance éternelle.

» L. GRUT. »

Si je voulais publier toutes les lettres de remercîments que j'ai reçues de malades guéris et reconnaissants, cette brochure aurait les dimensions d'un gros volume.

CATARRHE.

—

Le traitement que j'emploie contre l'asthme a la même efficacité et produit les mêmes résultats favorables dans le catarrhe simple, non compliqué d'accidents convulsifs.

Je pourrais consigner ici un grand nombre d'observations de malades atteints de catarrhe simple que j'ai guéris ; mais je ne voudrais pas donner à ce travail une trop grande extension, je craindrais qu'une énumération plus longue fatiguât le lecteur.

CONCLUSION

—

J'aurais pu multiplier les observations, mais il me semble que ce que je voulais prouver est prouvé, à savoir que le traitement que j'emploie contre l'asthme a une évidente efficacité, que ses effets sont presque immédiats, et qu'il a la même action sur les maladies récentes et sur les maladies anciennes.

De ce que je n'ai eu à constater que des succès dans les observations précédentes, il ne faudrait pas croire que j'ai guéri, sans exception, tous les malades qui se sont présentés à mes soins. Je dois à la vérité de dire que mon traitement a échoué complétement sur plusieurs sujets. Mais cet insuccès ne saurait ébranler la confiance que j'ai dans le mode de traitement que j'applique depuis douze ans.

En terminant, je dois dire que je ne vise pas à la renommée de certains guérisseurs qui renvoient chez eux les malades après leur avoir imposé les mains. Je ne crois pas aux miracles des hommes. Les moyens que j'emploie sont simples et rationnels, et je ne crains pas qu'ils soient désavoués par la Faculté elle-même. D'ailleurs plusieurs honorables médecins, après s'être assurés des succès que j'obtenais, ont bien voulu m'envoyer des malades et d'autres sont venus réclamer mes soins pour eux-mêmes.

TABLE DES MATIÈRES

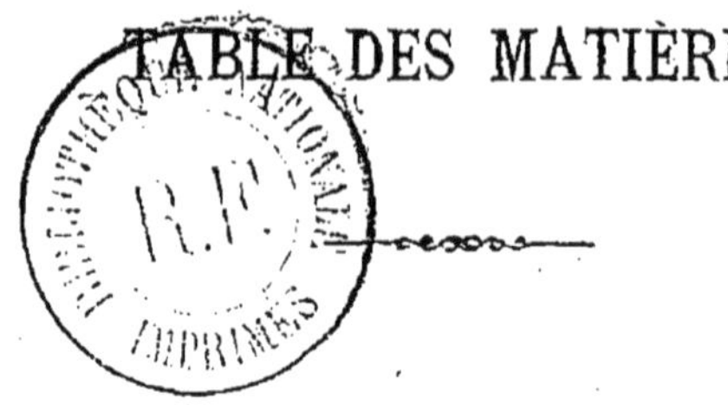

St-Quentin, Typ. HOURDEQUIN. — APPAY, 1, rue Bellefond, Paris.

9 782014 051032